AF500796

DU

VER SOLITAIRE

ET DE

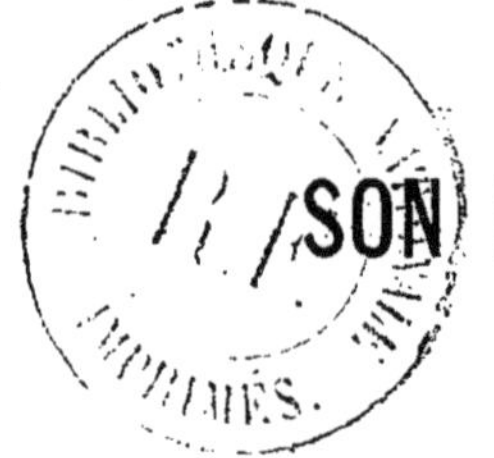

SON EXPULSION RADICALE

PAR

FERDINAND FAVARD

PHARMACIEN-CHIMISTE

OFFICIER DE L'INSTRUCTION PUBLIQUE
MEMBRE DU CONSEIL D'HYGIÈNE ET DE SALUBRITÉ
DE L'ARRONDISSEMENT DE SANCERRE

Douzième Édition

PRIX : 1 FRANC, CHEZ L'AUTEUR

BOURGES
IMPRIMERIE ÉMILE PROT, RUE DE L'ARSENAL, 5

1894

DU

VER SOLITAIRE

ET DE

SON EXPULSION RADICALE

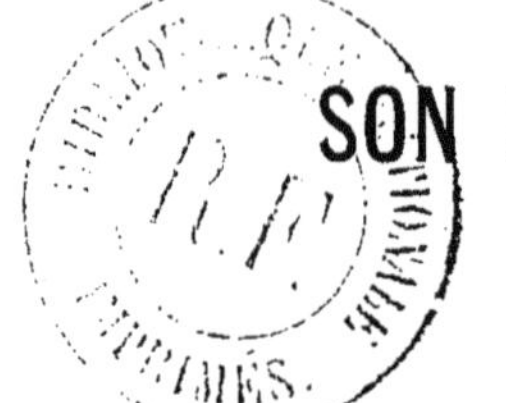

PAR

FERDINAND FAVARD

PHARMACIEN-CHIMISTE

OFFICIER DE L'INSTRUCTION PUBLIQUE
MEMBRE DU CONSEIL D'HYGIÈNE ET DE SALUBRITÉ
DE L'ARRONDISSEMENT DE SANCERRE

Douzième Édition

PRIX : 1 FRANC, CHEZ L'AUTEUR

BOURGES
IMPRIMERIE ÉMILE PROT, RUE DE L'ARSENAL, 5

1894

TABLE

DU

VER SOLITAIRE

Il n'y a pas de maladie qui soit plus fréquente que celle qui provient de la présence dans l'organisme de l'entozoaire appelé *ver solitaire*; et, bien qu'en somme cette maladie ne présente par elle-même aucun danger sérieux, il n'en existe point dont les conséquences soient plus graves et plus nombreuses sur l'état général de la santé de notre pays (1).

La raison en est simple : c'est que, sur cent personnes atteintes du ver solitaire, les neuf dixièmes l'ignorent. Aussi en résulte-t-il que les troubles divers que cette maladie occasionne sont traités par des remèdes qui ne lui sont nullement applicables, et que la plupart des malades passent une vie entière d'indispositions et de souffrances, auxquelles les traitements ordonnés n'apportent aucun soulagement. Cela dure jusqu'au jour où l'affaiblissement et les désordres ner-

(1) Pour ne prendre qu'un exemple, les médecins les plus accrédités de Paris estiment presque aux deux tiers de la population le nombre des habitants de la capitale qui, depuis 1870, sont atteints du ver solitaire.

veux, suites inévitables d'un séjour trop prolongé du ver solitaire dans le corps de l'homme, déterminent directement ou indirectement des accidents qui entraînent la mort.

Quels que soient, en effet, les travaux approfondis et consciencieux auxquels se sont livrés nos meilleurs spécialistes, aucun n'est encore parvenu à découvrir le moyen de diagnostiquer *d'une manière certaine* l'existence du ver solitaire chez l'homme.

Le *seul signe vraiment caractéristique* est l'apparition dans les selles de fragments de l'animal, expulsés spontanément. Or, comme l'examen des selles, pour être concluant, devrait se prolonger pendant plusieurs mois, attendu que ce n'est souvent qu'à des intervalles assez longs que ces expulsions se produisent, on comprend l'impossibilité matérielle pour le malade de reconnaître lui-même la cause de son mal.

Quant au médecin, comme les malaises et les douleurs engendrés par la présence du ver solitaire peuvent aisément se confondre avec ceux de plusieurs autres maladies parfaitement caractérisées, son premier mouvement en face d'une personne affectée du Tænia est de la traiter pour celle de ces maladies dont les symptômes se rapprochent le plus des symptômes présentés, et, comme conséquence, de lui prescrire des remèdes qui ne sauraient évidemment lui procurer aucune guérison.

Nous avons traité, par le spécifique dont nous voulons parler ici, des malades qui, depuis dix, quinze et vingt années, souffraient sans s'en douter du ver solitaire et que les médecins, lassés de les soigner inutilement pour des maladies dont ils offraient tous les symptômes, avaient fini par considérer comme malades imaginaires. Ce n'était qu'à un pur hasard qu'on avait dû de les savoir affectés du Tænia.

Cette raison, et notre longue expérience pratique dans le traitement de cette maladie, nous engagent à donner quelques indications rapides sur ce que l'on nomme le *Ver solitaire.*

Qu'est-ce que le Ver solitaire?

Le *Ver solitaire* est une variété de *Tænia,* de la famille des *Entozoaires,* animaux qui vivent dans l'intérieur du corps de l'homme.

Sous le nom de *Ver solitaire,* on désigne communément deux espèces de *Tænia :* le *Ver solitaire* proprement dit *(Tænia solium),* et le *Botriocéphale (Tænia lata).*

Au point de vue de l'histoire naturelle, ces deux Tænias présentent des différences marquées; mais, relativement aux moyens curatifs et aux effets qu'ils produisent dans l'organisme, de même que sous le rapport de leurs caractères physiques généraux, on peut, sans le moindre inconvénient, les confondre entre eux.

L'un et l'autre se trouvent dans tous les pays; mais ils offrent cette particularité que chaque espèce affecte plus spécialement certaines contrées.

C'est ainsi que le Botriocéphale domine en Suisse, en Pologne, en Russie, tandis qu'en France, en Espagne, en Prusse, en Angleterre, c'est presque exclusivement le Tænia solium que l'on rencontre.

Nous nous occuperons spécialement ici de ce dernier, mais en faisant remarquer que ce que nous en dirons peut, en tous points, s'appliquer également au

Botriocéphale, dont il ne se distingue que par quelques détails de structure.

DU TÆNIA SOLIUM

Le Tænia solium, ou Ver solitaire proprement dit, se présente sous la forme d'une bandelette molle, d'un blanc jaunâtre, *exceptionnellement gris ardoisé, comme il nous est arrivé quelquefois de le rencontrer,* d'une largeur variant entre les deux extrémités, depuis un millimètre jusqu'à un centimètre et demi, et d'une longueur qui est rarement moindre de trois ou quatre mètres, mais qui peut atteindre jusqu'à vingt, trente et même cinquante mètres.

Cette bandelette est constituée par une série d'anneaux ou d'articles, dits *cucurbitins,* soudés les uns aux autres, plus larges que longs quand ils approchent de la tête, plus longs que larges, au contraire, à mesure qu'ils s'en éloignent, et pouvant se rompre aisément.

Du côté de la tête, le corps se rétrécit progressivement en un cou très mince, dont l'extrémité dépasse à peine la grosseur d'un fil à coudre; ce cou se termine par un petit renflement ou *rostre,* entouré d'une ou deux rangées de crochets disposés en couronne.

C'est ce renflement qui est la *tête* du *Tænia.*

En dehors de ces crochets, qui n'existent pas toujours, et qui, du reste, ne sont visibles qu'au microscope, la tête est pourvue de quatre suçoirs en forme de ventouse placés aux quatre angles. Ces suçoirs ne servent pas seulement à l'animal pour se nourrir; c'est avec eux qu'il s'accroche aux parois de l'intestin et qu'il parvient parfois à remonter jusqu'à l'estomac.

Dans chaque anneau ou *cucurbitin* on trouve réunis

l'organe mâle et l'organe femelle. Un ver solitaire se reproduit donc lui-même, et telle est sa fécondité vraiment effroyable, que *chaque article* de son corps peut renfermer jusqu'à *dix mille œufs.*

N'existe-t-il qu'un seul Ver solitaire chez un malade?

Jusqu'à nos jours, on avait cru que le *Tænia* existait toujours seul, d'où la qualification impropre de ver *solitaire* qu'on lui avait donnée. Mais les observations modernes sont venues, sur ce point, démentir les croyances des anciens.

Il n'est pas rare, en effet, de rencontrer plusieurs vers solitaires chez la même personne. Quelques praticiens prétendent même en avoir vu rendre jusqu'à *dix* et *quinze* à la fois. Mais ce sont là des exceptions auxquelles on ne doit accorder, suivant nous, qu'une créance limitée.

Quant à nous, au cours de notre longue pratique, il ne nous est jamais arrivé de faire expulser à un malade plus de *sept* et *huit* vers solitaires à la fois, et encore n'avons-nous de ces faits que de rares exemples. Très fréquemment, cependant, nous en avons fait rendre *deux, trois* et *cinq* à la fois.

Siège habituel

Le ver solitaire réside habituellement dans la partie supérieure de l'intestin grêle, et ce n'est qu'accidentellement qu'il remonte jusque dans l'estomac. Il se fixe au moyen de ses suçoirs dans un des replis de l'intes tin, et sa tête étant de cette manière préservée des mouvements causés par le travail de la digestion, il en résulte qu'elle ne saurait *jamais* être expulsée *naturellement,* tandis que la partie inférieure du corps qui, en raison de son volume, flotte librement dans l'intérieur de l'intestin, peut souvent être brisée et évacuée avec les excréments.

Disons en passant que *le corps tout entier* d'un ver solitaire, eût-il été rompu et expulsé, cela ne saurait, en aucune façon, déterminer sa mort. Du moment où la tête et quelques centimètres du cou subsistent encore, il n'en faut pas davantage pour que le ver se reforme. Nous ajouterons même que lorsqu'il a été brisé, il atteint généralement une longueur et une grosseur supérieures à celles qu'il avait auparavant; et il semblerait que sa voracité s'en soit accrue, si l'on en juge par les malaises intolérables qu'il occasionne alors et qui ont également augmenté d'intensité.

Causes

Ce redoutable parasite ne respecte ni l'âge ni le sexe. On le trouve indifféremment chez l'homme comme chez la femme, chez l'enfant comme chez le vieillard. Cependant, c'est chez les adultes qu'on le rencontre le plus souvent.

Quelques spécialistes ont prétendu que le sexe féminin y était plus particulièrement disposé; d'autres ont soutenu la thèse contraire. Les observations n'ont pas été assez nombreuses ni assez générales pour qu'on se puisse vraiment prononcer à cet égard en parfaite connaissance de cause. Cependant, si nous nous en tenions à nos recherches personnelles, nous pourrions dire que la proportion des femmes dépasse celle des hommes. L'écart n'est pas tel, toutefois, qu'on en puisse tirer des conclusions trop absolues.

La constitution peut-elle être une des causes prédisposantes au Ver solitaire?

Cette question, que l'on s'est maintes fois posée, ne saurait être résolue par l'affirmative.

On a prétendu, bien à tort, que les individus affectés du ver solitaire, étaient presque généralement d'un tempérament rachitique, scrofuleux ou lymphatique. Nous avons observé, au contraire, que la moitié au moins des personnes que nous avons eues à traiter jouissaient d'une constitution saine et robuste, et n'éprouvaient parfois, de la présence du ver solitaire chez elles, que de légers malaises.

Quant aux autres, leur état apparent de rachitisme et de débilité n'était dû, selon nous, qu'aux ravages nombreux occasionnés par un séjour plus ou moins prolongé du Tænia. Et la preuve, c'est que ceux de ces malades dont nous avons suivi avec attention l'état de santé après l'expulsion du ver, reprenaient rapidement un aspect tout différent de celui qu'ils avaient précédemment; leur apparence chétive provenait donc uniquement de la maladie dont ils étaient atteints.

Pour les scrofuleux, c'est à peine si, sur une proportion de cent malades, nous en avons eu à traiter deux ou trois. Nous avouerons cependant que l'habitation dans des lieux bas et humides, et de mauvaises conditions d'hygiène et d'alimentation sembleraient prédisposer au ver solitaire.

Une des causes, toutefois, les plus certaines réside, à notre avis, dans l'habitude de plus en plus répandue, depuis un certain nombre d'années, de se nourrir de féculents, de laitage, de charcuterie et de viandes crues ou saignantes.

Notons encore, comme causes occasionnelles, le séjour dans les cuisines et les boucheries et l'usage d'eau non filtrée, de fontaine ou de rivière.

Le climat joue-t-il un rôle dans la production du Ver solitaire?

C'est encore là une question controversée, quoique le *Tœnia* soit fort commun et qu'on puisse même le regarder comme endémique dans certaines contrées. En Suisse, par exemple, près du quart de la population en est atteint, et les Abyssins y sont tous sujets à partir de l'âge de cinq ou six ans.

Comme ces deux pays sont très montagneux, on pourrait peut-être croire que les montagnes y sont pour quelque chose; mais on sait que le fromage et le lait entrent pour une très large part dans l'alimentation du premier, et que les Abyssins ont coutume de manger la viande à peu près crue.

Le climat y agirait donc beaucoup moins comme cause que l'alimentation; mais ce n'est là qu'une simple objection destinée à empêcher qu'on ne s'arrête à des conclusions trop rapides.

En somme, cette question de la genèse du *Tœnia* est on ne peut plus obscure; et, bien que différentes théories mises en avant par certains auteurs, nous donnent une explication plausible de la formation du *Tœnia* par l'introduction dans le corps humain de cysticerques (ou vers microscopiques) de porc ou de bœuf, elles n'en laissent pas moins dans l'ombre certains faits saillants qui restent encore à l'état de problème.

Un des plus importants est le suivant, dont nous avons été personnellement témoin.

A plusieurs reprises, nous avons eu à traiter de tout jeunes enfants, qui avaient expulsé naturellement des fragments de ver solitaire.

Ces enfants, âgés de six à dix-huit mois, étaient à la mamelle, exclusivement nourris au sein, et leurs mères, jouissant d'une santé parfaite, n'étaient et n'avaient jamais été atteintes du *Tœnia*.

Dans ces conditions, il est incontestable que ces enfants n'avaient pu, ni par alimentation, ni par boisson, ingérer le moindre germe de *Tœnia*. Sous quelle influence alors l'animal avait-il pu prendre naissance? L'explication ne pouvant nous en être fournie par la théorie des générations alternantes de Steenstrup, n'y aurait-il pas lieu, dans ce cas, d'admettre de préférence la théorie des générations spontanées de Bremser?

Nous laissons aux naturalistes le soin de répondre d'une façon satisfaisante à cette question. Mais on doit voir que l'origine du ver solitaire est encore, à l'heure actuelle, malgré les progrès incessants de la science, entourée des ténèbres les plus épaisses.

Symptômes

Le *Tœnia* peut vivre pendant un certain nombre d'années dans l'intestin de l'homme, sans paraître altérer son état général. C'est ce que l'observation a démontré chez plusieurs personnes qui, tout en rendant de temps à autre dans leurs selles des portions plus ou moins considérables de ver solitaire, ne sentaient nullement leur santé compromise. Dans la majeure partie des cas, toutefois, le ver solitaire entraîne diverses incommodités qui peuvent dégénérer, à la longue, en affections des plus graves.

Les principaux symptômes du *Tœnia* sont : des douleurs de ventre, des coliques, des démangeaisons au nez et à l'anus, l'irrégularité de l'appétit, le trouble des voies digestives et des désordres nerveux.

Douleurs de ventre. — Elles consistent le plus souvent en véritables coliques, atteignant par instants un degré considérable d'intensité. Elles sont fréquentes, occupent une grande partie de l'abdomen, et présentent un caractère intermittent, c'est-à-dire qu'elles se reproduisent à intervalles variables.

Parfois, ce sont des sensations particulières, telles que l'impression de morsures, de succions, de mouvements ondulatoires, de va-et-vient, ressemblant à une boule qui roulerait dans le ventre. Ces sensations, qu'on se définit plus ou moins distinctement, se manifestent d'ordinaire vers les flancs et autour de l'ombilic.

Démangeaisons au nez et à l'anus. — Elles existent presque toujours, et constitueraient un symptôme caractéristique de la présence du ver solitaire, si elles n'étaient malheureusement indicatrices des autres maladies vermineuses.

Irrégularité de l'appétit. — L'opinion généralement accréditée est que, dans la maladie du ver solitaire, l'appétit est insatiable. Mais on a, à tort, établi en règle générale ce qui rentre plutôt dans les exceptions.

Le plus souvent l'appétit est diminué, quelquefois même il est nul. Chez certains malades, il est tantôt très faible et tantôt exagéré, au point que nous avons eu à traiter plusieurs malades qui étaient obligés de se lever pendant la nuit pour assouvir leur faim. Dans un très grand nombre de cas, au contraire, il ne subit aucune altération.

Mais, nous le répétons, c'est le plus rarement que l'appétit est augmenté à un degré tel que les malades ne puissent arriver à se rassasier.

Troubles des voies digestives. — Ils sont caractérisés par des maux d'estomac, des tiraillements, des étouffements, par le ballonnement du ventre avec production pénible de gaz, par des évacuations irrégulières, de la constipation, de la diarrhée, par la fétidité de l'haleine, etc., etc.

Désordres nerveux. — Il est fort rare que le ver solitaire n'engendre pas des troubles et des accidents nerveux chez les malades.

Tantôt ces accidents sont légers en même temps qu'intermittents; ce sont alors des pesanteurs de tête, des lassitudes, des bourdonnements d'oreilles, des troubles de la vue, des constrictions à la gorge, des palpitations.

Tantôt, au contraire, abandonnant leur caractère intermittent, ces accidents nerveux augmentent progressivement d'acuité et déterminent des désordres plus graves, en donnant lieu à des crampes, à des vertiges, à des syncopes, à des paralysies partielles des membres, à des convulsions, et même à des attaques de chorée, d'hystérie et d'épilepsie.

Presque toujours, en outre, au bout d'un certain temps, on remarque chez le malade une altération réelle des facultés intellectuelles, des changements d'humeur, et une tendance invincible à l'hypocondrie et à la mélancolie.

VARIABILITÉ DES SYMPTOMES

On voit par les indications sommaires qui précèdent, combien varient les symptômes du ver solitaire chez l'homme.

Leur diversité résulte évidemment des différentes conditions de tempérament, conditions qui naturellement changent avec les individus. Mais elle provient surtout du degré de développement qu'a pu prendre le ver, de la position qu'il occupe dans le corps, et de la plus ou moins grande étendue des ravages qu'il a déjà pu causer, à l'époque où le malade juge à propos de consulter un médecin.

En tout cas, rien n'est plus bizarre que l'état général des malades affectés du ver solitaire. Chez les uns, on trouve une santé complètement débilitée, et un état d'amaigrissement prononcé; d'autres, au contraire, présentent tous les dehors de la santé la plus florissante et voient, par cela même, traiter d'imaginaires les souffrances dont ils se plaignent. Entre ces deux extrêmes, on rencontre, pour ainsi dire, tous les intermédiaires.

Diagnostic

De tous les symptômes que nous venons d'énumérer, et qui se présentent soit séparément, soit associés de diverses manières, il n'en est malheureusement *aucun* qui indique d'une façon *certaine* la présence du ver solitaire, et que les médecins ne soient tout d'abord portés à rattacher à l'existence de quelque autre maladie.

De l'aveu de tous les auteurs qui se sont spécialement occupés du *Tænia,* le *seul et unique signe positif* de la présence du ver est l'apparition dans les selles de portions de Tænia ou d'anneaux détachés. Or, c'est sur ce point qu'on doit concentrer toute son attention, quand on veut sérieusement savoir à quoi s'en tenir.

Toutes les personnes atteintes du Ver solitaire rendent, en effet, de temps en temps dans leurs selles, des fragments plus ou moins considérables de ver, ou des cucurbitins isolés. Ces fragments sont toujours dûs à des cassures que les mouvements intestinaux font éprouver au corps du Tænia. Quant aux cucurbitins isolés, ils se sont généralement séparés d'eux-mêmes, ce qui est l'indice que les œufs qu'ils renferment sont arrivés à parfaite maturité.

Ajoutons en outre, mais le cas est ici moins fréquent, que des cucurbitins ou anneaux sortent quelquefois d'eux-mêmes dans l'intervalle des selles, sans que le malade s'en aperçoive sur le moment.

Mais si cette dernière expulsion fait souvent défaut, l'expulsion par les selles ne manque *jamais*, à certains moments, de se produire. Aussi, quand des auteurs ont affirmé que le ver solitaire pouvait exister chez un malade, sans révéler sa présence par une perte d'anneaux ou de morceaux plus ou moins longs, on peut en conclure qu'ils n'avaient pas poussé assez loin leur examen des selles, ou que leurs observations, à cet égard, n'avaient eu lieu que lorsque l'expulsion se trouvait avoir momentanément cessé.

Lors donc que des douleurs de ventre et des coliques plus ou moins fortes, mais sans diarrhée, se reproduisent plus ou moins fréquemment chez un malade avec accompagnement de démangeaisons au nez et à l'anus, et que, d'autre part, sans prédisposition héréditaire ni causes occasionnelles, il éprouve des phénomènes nerveux insolites, tels que vertiges, troubles de la vue, syncopes, ou bien des accidents convulsifs offrant des caractères épileptiques ou hystériques; si les traitements suivis pour ces raisons n'ont produit aucun résultat, notre avis est que ce malade fera bien de penser qu'il pourrait être atteint du Ver solitaire, et nous l'engageons dès lors à suivre attentivement ses selles, pour s'assurer si elles ne renferment pas des fragments ou des anneaux détachés de *Tœnia*.

Début de la Maladie. — Durée. — Terminaison

Le *début* de la maladie du ver solitaire est généralement difficile à établir, car il peut remonter à une époque très éloignée, et même à la première enfance. On a vu, en effet, des malades qui évacuaient des fragments de ver depuis quatre, cinq, six, dix ans et davantage.

Le plus grand nombre des malades, continuant d'ailleurs à jouir d'une santé normale, et n'éprouvant que de légères incommodités qu'ils attribuent le plus souvent à des indispositions passagères, seraient fort empêchés de dire exactement quand leur maladie a commencé. Elle ne date guère, pour eux, que du jour où ils se sont aperçus qu'ils rendaient des anneaux ou des fragments de Tænia. Il faut tenir compte cependant qu'au moment de ces expulsions les symptômes précédemment décrits, avaient généralement dû acquérir un certain caractère d'intensité qui avait commencé à fixer l'attention sur eux.

En somme, on le voit, rien n'est plus incertain que le début de la maladie.

Quant à sa *durée,* elle peut être indéfinie. Et si l'on n'emploie pas des remèdes efficaces pour se débarrasser du *Tœnia,* on peut le conserver toute sa vie.

La *terminaison* de la maladie n'est jamais fâcheuse, en ce sens qu'on n'a point d'exemple que la présence du Ver solitaire ait *directement* occasionné la mort. — Mais c'est une maladie qui n'en est pas moins redoutable par les affections de tous genres dont elle peut être, selon le tempérament, la cause déterminante, et qui peuvent entraîner les plus graves conséquences.

Traitements employés contre le Ver solitaire

Il n'existe peut-être pas de maladie pour le traitement de laquelle on ait fait usage d'un aussi grand nombre de substances et suivi autant de méthodes différentes que pour celui du Tænia. Or, quand il en est ainsi dans une maladie, on peut généralement en conclure que le remède souverain est encore à découvrir.

Tantôt, en effet, on a préconisé des substances minérales, telles que la limaille d'étain, l'antimoine, le mercure ; — tantôt des produits chimiques ou pharmaceutiques, comme l'éther sulfurique, l'essence de térébenthine, etc. ; ou des préparations mercurielles, comme, par exemple, le sulfure de mercure ; — tantôt, enfin, certains produits végétaux : l'*assa-fœtida,* la gomme gutte, la fougère, la sabine, la rue, etc.

Mais toutes ces méthodes, jadis très vantées, entraînaient de nombreux inconvénients.

Non-seulement elles avaient celui d'imposer aux malades un traitement de plusieurs jours, une diète prolongée et l'ingestion de substances que l'estomac supporte difficilement ; mais encore les produits minéraux qui leur servaient de base n'étaient pas toujours d'une innocuité parfaite pour la santé.

D'ailleurs, considération capitale : le résultat auquel on parvenait avec elles, n'était ni assez général ni assez décisif pour qu'on pût leur accorder une confiance absolue, ou même une demi-confiance.

Telles sont les raisons qui les ont, pour ainsi dire, fait presque totalement abandonner de nos jours. On ne les trouve plus guère employées que par quelques vieux praticiens fidèles à la thérapeutique qu'on leur apprit à l'école, ou par des médecins qui, dans certains cas rebelles, reviennent, en désespoir de cause, aux anciennes formules, dans l'espérance qu'elles les rendront plus heureux.

Les remèdes auxquels on s'adresse aujourd'hui de préférence pour l'expulsion du Tænia, appartiennent tous au règne végétal. Ce sont le kousso, la racine de grenadier, la fougère mâle, les semences de courge, etc.

Mais, bien que ces susbtances ne présentent pas le même danger que le mercure, par exemple, on ne peut dire cependant qu'elles soient tout à fait exemptes de reproche. Ainsi, on a vu le kousso, préparé dans de mauvaises conditions, faire l'effet d'un véritable poison ; on a vu également la racine de grenadier, prise à la dose habituelle de 64 grammes, provoquer des étourdissements qui sont allés jusqu'à l'hémiplégie ; et tout le monde sait en outre, que les semences de courge déterminent parfois des accidents convulsiformes d'une nature très dangereuse pour certains tempéraments.

Quand bien même, au reste, on ne s'arrêterait pas à ces inconvénients qui, nous nous empressons de le reconnaître, ne se produisent pas toujours, deux objections principales doivent être adressées aux remèdes que nous venons de nommer.

Les administre-t-on sous forme de poudre, d'infusion, de décoction, de capsules, ils ne sont jamais sans causer une vive répugnance aux malades. Avec eux comme avec les anciennes méthodes, on est généralement obligé de s'astreindre à un régime préventif, ou tout au moins d'absorber à la suite un purgatif, alors qu'on a déjà l'estomac fatigué par le remède que l'on vient de prendre.

Tous ceux qui connaissent le degré d'abattement où se trouvent la plupart des personnes affectées du Ver solitaire, comprendront l'importance de cette objection.

La seconde objection, qui est capitale, tient à leur vertu curative. Si la difficulté d'ingestion ou de digestion de ces remèdes et la longueur du traitement qu'ils nécessitent, étaient compensées par la certitude d'une réelle guérison, il n'y aurait trop rien à dire.

Mais il est de notoriété publique, au contraire, qu'ils n'offrent aucune sécurité, et qu'ils ne sont efficaces que dans un nombre très restreint de cas. Souvent (ce qui ne laisse pas d'être très coûteux), il faut les prendre plusieurs fois avant de pouvoir rendre le ver en entier. D'ordinaire, en effet, ils n'en font expulser qu'une partie, de sorte qu'au bout de quelques mois, d'un an tout au plus, le Tænia s'est reformé, et que le traitement est à recommencer sans meilleure garantie de succès.

Les médecins savent malheureusement que ce n'est que très rarement et dans des cas tout à fait fortuits, que les malades se trouvent complètement guéris par ces médicaments et qu'ils sont parvenus à rendre la tête du Tænia.

Ainsi, à propos du kousso qui, comme l'on sait, est regardé actuellement comme le remède le plus sûr, nous tenons de M. Soumagne, consul de France en Abyssinie, que dans ce pays, d'où nous le tirons, le kousso n'est nullement regardé comme réellement curatif du Ver solitaire.

« Le Ver solitaire, dit M. Soumagne, est tellement général en Abyssinie, qu'il affecte indistinctement tous les habitants, indigènes ou étrangers.

« Dans les villes d'Abyssinie, ainsi qu'à Massouah, tous les matins, des Abyssins parcourent les rues en criant : *Kousso ! Kousso !* et vendent une infusion de cette plante dont ils portent une provision sur l'épaule, dans une sorte d'outre en peau de mouton nommée *gherbe*.

« Il est fort rare, ajoute M. Soumagne, que le kousso fasse rendre le Ver solitaire, *tête comprise*. Mais tout Abyssin a l'habitude de prendre, chaque mois, sa dose de kousso, et ce traitement mensuel, uniquement palliatif, lui rend plus tolérables les incommodités que lui cause *son* Tænia. »

TRAITEMENT

PAR LA

POTION FAVARD

Aucune des critiques qui précèdent ne saurait être élevée contre le remède sur lequel nous appelons ici l'attention, et qui est donné aux malades sous la forme d'une potion.

Trouver un médicament qui ne nécessitât point de traitement préventif, qui fût d'une absorption facile et qui pût joindre à une innocuité absolue une efficacité parfaite, tel était le problème à résoudre.

Nous sommes en droit d'affirmer que la solution désirée est entièrement obtenue avec la *Potion Favard*.

Ce remède n'exige effectivement aucune hygiène préparatoire et ne réclame le secours d'aucun purgatif.

Quant à son ingestion, elle est absolument inoffensive pour l'organisme, car il est uniquement composé de substances végétales, et aucun atôme de produits chimiques ni de substances minérales n'entre dans sa préparation. — Il peut donc être pris sans le moindre inconvénient par toute personne atteinte ou non du Ver solitaire.

Son mode d'administration et son goût agréable permettent, en outre, aux tempéraments les plus délicats de le supporter sans difficulté.

Mais sa grande supériorité réside surtout dans sa vertu curative, car la *Potion Favard* a pour mission spéciale de frapper sur la tête du Tænia, de la détacher de l'intestin, et de faire tomber le ver en bloc et d'une seule fois.

Son action est la même sur le *Botriocéphale* que sur le *Tænia solium*.

Jamais, avec notre remède, le ver n'est rendu par fragments ; il est toujours, au contraire, expulsé en entier, *avec la tête*.

Depuis vingt ans que nous l'administrons et que nous en étudions les effets, le résultat a toujours été le même ; *guérison complète, radicale, en une heure, ou deux tout au plus, sans que le malade éprouve ni coliques ni souffrances d'aucune sorte.*

Nous renvoyons du reste, sur ce point, aux témoignages insérés à la fin de cette notice.

En résumé, nous pouvons dire qu'avec la *Potion Favard* la médication vraiment souveraine du Tænia est découverte, et que le souci manifesté dans ces dernières années par nos plus grands médecins, peut être désormais regardé comme dissipé.

Depuis plusieurs années, par suite des changements qui se sont opérés dans l'hygiène publique et l'alimentation, la fréquence du Tænia était en effet devenue telle que l'ancien état nosologique de la France menaçait d'en être profondément transformé, et que l'on pouvait considérer le Ver solitaire comme en chemin de devenir endémique dans nos contrées.

Aussi l'inquiétude était-elle d'autant plus justifiée chez nos hygiénistes, qu'aucun remède dans lequel on pût avoir une confiance absolue n'était connu.

La *Potion Favard* résout la question, et elle constitue sans contredit une des plus belles conquêtes de la thérapeutique depuis dix ans.

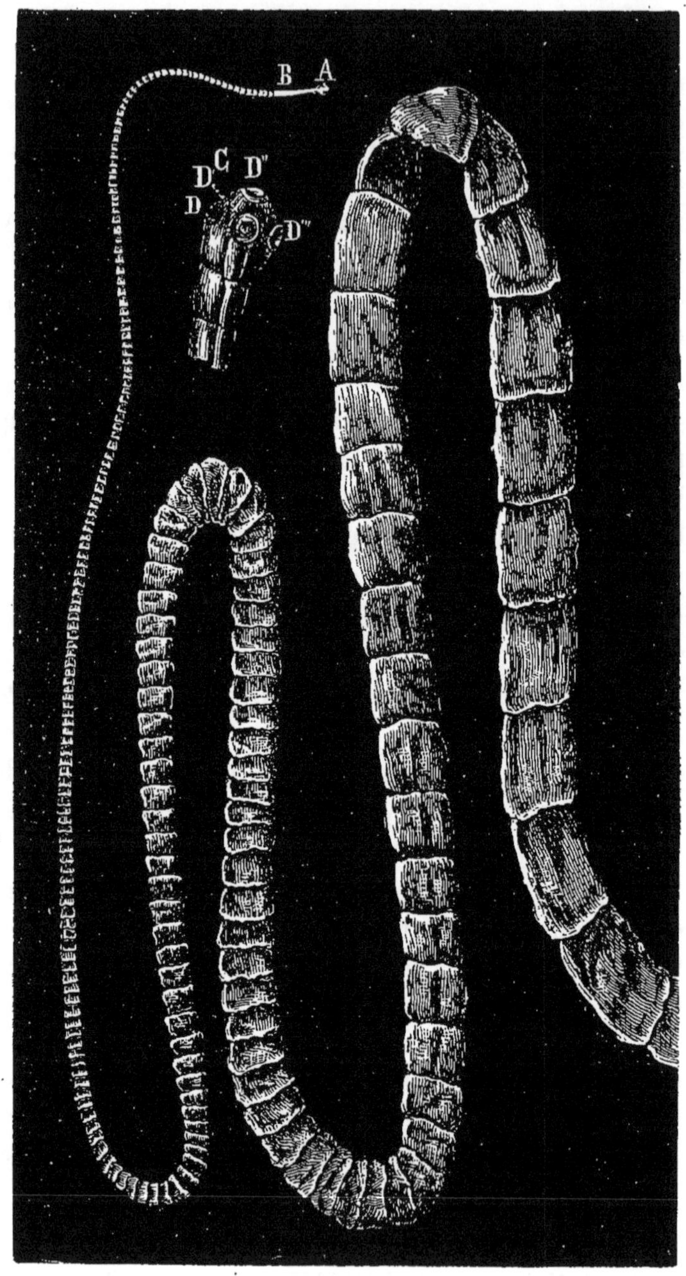

VER SOLITAIRE

A, Tête. — B, Cou de grosseur naturelle. — C, Tête de Tænia, vue au microscope. — D'', Rostre. — D, D', D''', Ventouses.

INSTRUCTION CONCERNANT

LA

POTION FAVARD

MODE D'EMPLOI (1)

La *Potion Favard* se prend sans préparation préalable, le matin à jeun — dès cinq ou six heures en été, dès sept ou huit heures en hiver. Il est bon, la veille du jour où l'on doit en faire usage, de manger au repas du soir un peu moins copieusement que de coutume, et de se coucher de meilleure heure, afin d'être plus dispos le lendemain.

Le matin donc, à jeun, on secoue soigneusement la bouteille pour en mélanger toutes les parties; puis on verse la liqueur dans un vase de terre que l'on maintient sur un feu doux, car le remède doit être bu tiède.

Lorsque la Potion est tiède, on en mesure dans une tasse six cuillerées à bouche que l'on avale d'un seul trait. — Une heure après, on en reprend une nouvelle dose de six cuillerées.

Presque toujours, ces deux doses sont suffisantes pour l'expulsion complète du Tænia.

Cependant, comme il se trouve des tempéraments exceptionnellement résistants, la bouteille contient deux doses supplémentaires de six cuillerées chacune. — Si

(1) Nous ne saurions trop recommander aux malades qui prendraient notre remède, de se conformer scrupuleusement ux indications suivantes.

donc, dans l'intervalle de l'heure qui suivra la seconde dose, le ver n'était pas expulsé, on prendrait la troisième dose, et une heure plus tard, s'il était nécessaire, la quatrième.

Dans l'intervalle des doses, on doit éviter de rester renfermé : il faut se promener au grand air, à l'ombre, en se donnant un exercice modéré et en suçant de temps en temps le jus d'un citron ou d'une orange.

Il arrive quelquefois que les personnes affectées du Tænia, ont les organes digestifs dans un tel état de faiblesse ou d'inflammation que la digestion s'effectue avec la plus grande difficulté. — Dans ces conditions, le malade fera bien, avant d'absorber une nouvelle dose, d'attendre que la précédente soit parfaitement digérée. Un retard d'un quart d'heure ou d'une demi-heure au plus, apporté entre chaque dose, ne change rien au résultat ; il n'a pour tout inconvénient que de retarder un peu l'expulsion. En tous cas, il ne doit jamais exister moins d'une heure d'intervalle entre l'absorption de deux doses.

Expulsion du Ver

Il peut arriver que, pour certains tempéraments, *une seule dose* de la *Potion Favard* soit suffisante pour expulser complètement le Ver solitaire.

Mais, comme nous l'avons dit plus haut, c'est généralement après la deuxième dose que l'expulsion a lieu.

Quoi qu'il en soit, nous recommandons vivement aux malades de ne chercher *en rien* à activer les selles, *ni par purgatifs ni par lavements.* Ils devront au contraire laisser l'effet de la Potion se produire de lui-même, et n'aller à la garde-robe que lorsqu'ils en éprouveront *réellement le besoin.*

Le Ver est expulsé *en une seule fois* et presque toujours dès la première selle. Parfois même il tombe sans qu'on s'en aperçoive. On devra donc apporter la plus grande attention à l'examen des matières évacuées ; car, au cas où il ne resterait dans l'intestin qu'une portion minime du Ver, le cou et la tête pourraient passer inaperçus, et laisser croire au malade qu'il ne les a pas rendus.

S'il arrivait, par hasard, qu'au lieu de tomber en bloc, le Tænia ne se détachât que peu à peu, il faudrait se garder d'exercer sur lui la moindre traction ; car indépendamment des accidents qui seraient alors à redouter, on courrait le risque de le rompre et l'expulsion pourrait s'en trouver compromise.

On devra, en cette circonstance, se promener dans une chambre aérée, ou se mettre à volonté sur un vase ou une chaise percée, en continuant d'absorber d'heure en heure les doses suivantes jusqu'à expulsion complète.

Lorsque le Ver est expulsé, il est inutile de prendre les doses qui restent. On devra s'assurer néanmoins que la tête a bien été rendue.

Une fois cette constatation faite, on peut déjeûner comme à l'ordinaire et vaquer à ses occupations habituelles (1).

---

(1) Aux malades qui, après l'expulsion complète du Ver solitaire, continueraient à éprouver, du côté des voies digestives ou du système nerveux, certains malaises, suite inévitable d'un trop long séjour du Tænia dans leur organisme, nous recommandons l'emploi, pendant un mois au moins, de notre Sirop Toni-reconstituant, sur lequel on trouvera quelques indications à la fin de cette brochure.

Recherche de la Tête

Le Ver tombe d'un seul bloc, le cou et la tête noués au milieu du peloton.

On place alors le Tænia dans de l'eau légèrement tiède, et, à l'aide d'une aiguille à tricoter ou de tout autre instrument, on procède à la recherche de la tête, en veillant avec soin à ce que rien ne soit rompu ; car le cou et la tête sont d'une extrême fragilité. On pourra s'aider pour cette recherche de la gravure intercalée dans cette notice (page 23), ou de l'étiquette placée sur la bouteille.

On reconnaît que le Ver a été complètement rendu quand on a découvert une extrémité allant toujours s'amincissant jusqu'à devenir, comme nous l'avons déjà dit, de la grosseur d'un fil à coudre, et se terminant au bout par un petit renflement. — C'est, en effet, ce renflement, ayant à peu près la grosseur d'une tête d'épingle et marqué d'un ou de plusieurs points noirs, qui constitue la tête de l'animal.

Ainsi qu'on pourra s'en convaincre en parcourant les attestations insérées à la fin de cet opuscule, il n'est pas rare de rencontrer plusieurs vers solitaires chez la même personne. Un malade devra donc s'attendre à trouver autant de cous et de têtes qu'il avait de Tænias dans l'intestin ; car, quel qu'en soit le nombre, la *Potion Favard* les fait toujours évacuer tous ensemble, entremêlés les uns dans les autres, d'un seul peloton et en une seule fois.

NOTA

Il n'est fait aucun dépôt de la *Potion Favard.*

S'adresser directement à M. Ferdinand FAVARD, pharmacien à Sancerre (Cher).

Le prix de la Potion est de **15 francs** pour la France, et de **16 francs** pour les Colonies et l'Etranger.

Elle est envoyée *franco* par colis postal dans toutes les communes desservies par une gare. Pour les localités dépourvues de lignes ferrées, indiquer, dans la lettre de demande, la station la plus rapprochée où l'expédition doit être faite.

L'envoi de la Potion est fait, en France, contre réception d'un mandat-poste ou contre remboursement, au choix des personnes ; mais, dans ce dernier cas, les frais de retour d'argent sont exclusivement à la charge du destinataire. — En dehors de France, l'envoi n'est fait que contre réception d'un mandat-poste, les compagnies de chemins de fer n'acceptant pas de colis postaux en remboursement pour l'étranger.

Pour les enfants, avoir soin, dans la lettre de demande, de spécifier exactement leur âge.

Toute demande de renseignements qui ne sera pas accompagnée d'un timbre-poste pour la réponse, sera considérée comme nulle et non avenue

ATTESTATIONS

Le cadre de cette brochure nous permet de disposer d'une place trop restreinte, pour qu'il nous soit possible de reproduire les innombrables attestations que nous avons entre les mains. Aussi nous sommes-nous trouvés forcément dans l'obligation d'en laisser de côté la plus grande partie.

Pour le choix des attestations qu'on peut lire aux pages qui suivent, nous avons été principalement guidé par les indications fournies par les malades eux-mêmes avant et après leur guérison; ces indications pouvant être, à nos yeux, d'une réelle utilité pour les personnes convaincues d'être atteintes de maladies organiques, quand, au contraire, elles ne souffrent que du Ver solitaire, et qu'en quelques instants la *Potion Favard* pourrait les en débarrasser.

N° 3625

Maubeuge, le 5 Janvier 1885.

Monsieur,

On ne saurait avoir trop de gratitude pour les hommes qui consacrent leur temps, comme vous le faites, au soulagement de leurs semblables.

J'étais atteint depuis cinq ans du ver solitaire, contre l'expulsion duquel j'avais *dix-neuf fois pris des remèdes différents,* lesquels, à chaque occasion, me faisaient perdre deux journées de travail. Néanmoins, ces remèdes, souvent très énergiques, n'avaient pu provoquer que l'expulsion d'une partie du ver; la tête restait toujours et j'en éprouvais depuis cinq ans, à de fréquentes reprises, des maux d'estomac accompagnés de bourdonnements d'oreilles, qui me forçaient à abandonner mes occupations.

Une heureuse circonstance me fit découvrir votre annonce dans les journaux de Paris, et j'eus la bonne idée d'essayer d'une de vos Potions.

Je l'ai prise dimanche dernier à huit heures du matin, et une heure après j'avais expulsé le ver solitaire, *tête comprise,* sans avoir éprouvé la moindre fatigue et sans avoir eu besoin de recourir à un purgatif, comme l'avaient cependant exigé tous les autres traitements que j'avais suivis sans succès.

Je ne puis certifier assez l'efficacité de votre excellent remède, en souhaitant qu'il soit connu de tous.

Veuillez agréer, Monsieur, avec tous mes remerciements, l'expression de ma respectueuse considération.

Signé : DERUELLE (Ernest),
Ajusteur mécanicien,
(Légalisé) *Faubourg de Mons (banlieue),*
à Maubeuge (Nord).

N° 3702

Je soussigné, Chaborel (Eugène), domicilié à Jars (Cher), certifie que depuis de longues années, j'étais affecté du ver solitaire, *dont tous les ténifuges possibles n'avaient pu me délivrer.*

Après l'emploi de chacun d'eux, des fragments étaient rendus, mais le ver se reformait de suite, et je retombais alors dans le même état.

J'étais assailli par des souffrances de toutes sortes, mais surtout par des élancements et des douleurs de ventre continuels, ce qui donnait à craindre que je ne fusse atteint d'une tumeur intestinale. Je n'avais plus d'appétit, plus de sommeil, et j'étais complètement désespéré, lorsque j'appris que plusieurs personnes, dans le même cas que moi, avaient été radicalement guéries par la Potion Favard.

Quelques jours après je prenais ce remède, et en moins de deux heures, j'avais expulsé tout d'un bloc, dès la première selle, une boule énorme de tænia, dans laquelle mon médecin, M. le docteur Demouch, constatait avec moi la présence de *six cous et de six têtes.*

Ainsi, sans traitement préparatoire ni purgatif d'aucun genre, j'étais délivré des six vampires dont les ravages auraient sûrement fini par me tuer.

Le jour même de l'expulsion mes maux disparaissaient, et depuis lors je me suis toujours très bien porté.

Désireux de venir en aide à ceux qui souffrent, je délivre le présent certificat à M. Favard.

Fait à Jars, le 8 Février 1885.

CHABOREL (Eugène).

Vu pour la légalisation,
Le Maire de Jars,
Signé : Docteur DEMOUCH,
Conseiller d'arrondissement.

N° 3917

Je soussigné, Bouchard (Roch) fils, boulanger à Paris, demeurant actuellement à Ménétréol-sous Sancerre (Cher), certifie que, souffrant déjà depuis plusieurs années de courbatures et de douleurs d'estomac intolérables, mon état fut tout à coup aggravé d'une paralysie du côté droit, qui nécessita d'urgence mon entrée à l'Hôtel-Dieu.

Les médecins de service à cet hôpital ne tardèrent pas à se rendre compte que les maux dont j'étais accablé n'étaient dûs qu'à la présence du ver solitaire.

Ils me firent prendre alors successivement *la racine de grenadier, la fougère mâle, le kousso, et à trois différentes reprises, la Pelletiérine, accompagnée de 40 grammes d'eau-de-vie allemande à chaque fois;* mais aucun de ces ténifuges, quelque violent qu'il fût, ne parvint à détacher la tête du tænia, qui résistait à tout.

Ne pouvant obtenir de guérison, malgré les soins qui m'étaient donnés, je revenais désespéré dans ma famille, lorsque j'appris qu'un grand nombre de personnes de Ménétréol avaient été guéries du ver solitaire par l'emploi de la Potion Favard. Je m'empressai d'en faire usage, et une heure après je rendais, d'une seule fois, un tænia d'une longueur et d'une grosseur extraordinaires, *où le cou et la tête étaient enfin constatés.*

Je n'éprouvai de ce traitement aucune fatigue, et depuis quinze jours que je suis débarrassé, la paralysie a disparu, et avec elle tous les maux qui m'accablaient depuis si longtemps.

C'est en proclamant hautement l'infaillibilité de sa Potion tæniafuge, que je délivre ce certificat à M. Favard.

Ménétréol, le 15 mars 1885.

Signé : BOUCHARD (Roch).

Vu pour la légalisation, etc.
Le Maire de Ménétréol,
Signé : BOUILLOT.

N° 4025

Le Creusot, 22 Avril 1885.

Monsieur Favard,

C'est avec la plus grande joie que je vous écris pour vous faire part de la bonne nouvelle.

Votre Potion tæniafuge a parfaitement réussi pour ma petite fille, âgée de cinq ans. Elle a pris votre remède sans difficulté, contrairement à nos appréhensions, car nous avions eu jusqu'alors toutes les peines du monde à lui faire absorber un médicament, quel qu'il fût.

Le résultat a été prodigieux; après seulement *une heure de traitement, l'enfant a rendu d'une seule fois trois longs tænias, dont les trois têtes ont été constatées par le médecin.*

La nouvelle de sa guérison s'est vite répandue, et nous a valu la visite de tout le voisinage, où plusieurs personnes, atteintes du ver solitaire, se proposent de recourir à votre Potion.

Ma petite fille a déjeuné de meilleur appétit qu'à l'ordinaire, et nous la voyons maintenant reprendre à vue d'œil.

Je vous prie de vouloir bien agréer, au nom de toute la famille, l'assurance de notre reconnaissance infinie.

Signé : J. LEMONDE,
25, à la Petite Villedieu,
(Légalisé) *Le Creusot (Saône-et-Loire).*

N° 4075

Isle-sur-Serein, le 1er Mai 1885.

Monsieur,

Je m'empresse de vous remercier de votre Potion tæniafuge; deux heures après avoir pris la première dose, je rendais le ver *en une seule fois, sans nausées, ni coliques.*

En recherchant la tête, quelle ne fut pas ma surprise, au lieu d'une, d'en rencontrer *deux parfaitement distinctes.*

Une heure après, je déjeunais de bon appétit, et depuis ce temps je n'éprouve plus aucune souffrance.

Je vous réitère, Monsieur, tous mes remerciements.

Signé : A. FOURNERAT,
Employé des Ponts et Chaussées,
(Légalisé) *à Isle-sur-Serein (Yonne).*

N° 4118

Paris, le 9 Juin 1885.

Monsieur Favard,

C'est en vous remerciant infiniment, que je m'empresse de vous apprendre la cure merveilleuse opérée par votre Potion.

Depuis trois ans et plus, j'étais affligé du ver solitaire. Je ressentais souvent des douleurs de tête, des coliques, des étouffements, et mon appétit était devenu capricieux. J'étais en outre fort incommodé par la perte continuelle d'anneaux, nuit et jour, dans l'intervalle des selles.

Vainement, avais-je essayé bien des fois et par tous les moyens, de me délivrer de cet hôte ennuyeux; mais *tous les tæniafuges connus avaient échoué* devant sa résistance. Ayant lu votre annonce dans le journal le *Figaro,* je voulus tenter l'épreuve, et dimanche matin, en suivant en tous points vos prescriptions, je pris votre remède.

Cette fois, ô bonheur! j'expulsai une masse volumineuse de tænia, mesurant en tout *cinquante-quatre mètres,* et dans laquelle, à ma grande stupéfaction, je découvris *cinq têtes bien distinctes l'une de l'autre et toutes vivantes*. Vous devez penser, Monsieur, ce que l'on doit souffrir lorsqu'on a un pareil régiment dans le corps; aussi, soyez persuadé que j'ai pour vous une reconnaissance sans bornes, et que je ferai tout ce qu'il me sera possible pour aider à la propagation d'un remède qui, entre tous, mérite d'être qualifié d'infaillible.

Daignez agréer l'expression de ma sincère gratitude.

Signé : J. BETTEMBOURG,
4, Passage Maslier, (19e arrondissement),
Paris.

(Légalisé)

N° 4221

Albert, le 19 Juillet 1885.

Monsieur Favard,

Laissez-moi vous témoigner toute ma reconnaissance pour votre souverain remède. Je l'ai reçu samedi 15, et dès dimanche matin, à huit heures et demie, j'étais guéri. L'expulsion s'est faite d'une seule fois *avec le cou et la tête.*

Vous ne pourriez croire, Monsieur, les souffrances que j'ai eues à endurer de ce terrible fléau ! ! ! La semaine dernière encore, j'étais forcé d'interrompre mon travail plusieurs jours de suite, tant j'éprouvais de lassitude et de fatigue dans tous les membres et comme bien vous pensez, le chômage n'arrange pas l'ouvrier !

J'avais essayé en vain de beaucoup d'autres remèdes, parmi lesquels *la pelletiérine, le kousso, la racine de grenadier;* mais toutes mes dépenses étaient faites en pure perte, ce qui faisait supposer aux personnes qui me traitaient, que je n'étais pas atteint du tænia, mais seulement d'une maladie imaginaire.

Grâce à votre Potion, tous mes maux sont finis et je puis dire que vous m'avez sauvé la vie; comment pourrai-je assez vous remercier ! Cher Monsieur, veuillez croire à l'éternelle reconnaissance de votre très humble serviteur.

Signé : Jules TISSOT,
Ouvrier Mouleur,
chez M. Toulet, Ingénieur-mécanicien,
à Albert (Somme).

(Légalisé)

N° 4910

Dra-Ben-Kedda, le 21 Janvier 1886.

Monsieur,

Votre Potion m'est arrivée à bon port en gare de Bordj-Ménaiel. Je l'ai prise dès le lendemain, et j'ai la satisfaction de vous annoncer que ma guérison ne s'est pas fait attendre.

Une heure un quart après avoir commencé le traitement, le tænia était rendu *avec la tête.*

Lorsqu'on a, comme moi, essayé de *tous les autres tæniafuges sans résultat,* on peut apprécier la valeur de votre bienfaisant remède, qui ne tardera pas, je l'espère, à être universellement connu.

Veuillez agréer, Monsieur, l'assurance de mes sentiments bien reconnaissants.

Signé : Mme MORIZOT,
à Dra-Ben-Kedda (Algérie).

N° 4972

Paris, le 7 Février 1886.

Monsieur Favard,

Ma femme, qui nourrit un bébé de trois mois, a pris, il y a quelques jours, votre excellent remède.

La guérison a été pour ainsi dire instantanée; le tænia a été expulsé *avec la tête,* sans être rompu, et j'ai le plaisir de vous dire, en outre, que, comme vous me l'aviez promis, *le lait de la nourrice n'a aucunement souffert de votre médication.*

Je ne puis vous dépeindre, Monsieur, la joie dans laquelle nous sommes. Ma femme, qui était très affaiblie par ce maudit ver, persistait cependant à nourrir son enfant; et sans votre bienheureuse Potion, *qui ne nécessitait aucun purgatif, ce qui eût été contraire à l'allaitement,* je ne sais ce qu'il serait advenu.

Daignez agréer le témoignage de notre reconnaissance la plus profonde.

Signé : Ch. MOULIN,
Tailleur,
(Légalisé) *37, rue des Batignolles, à Paris,*

N° 5039

Je soussigné, Loisnel (Arsène), propriétaire, demeurant à Breuil-en-Auge (Calvados), affirme que, par la Potion Favard, j'ai été débarrassé *en une heure,* d'un tænia qui, depuis quinze ans, me donnait des étourdissements, des douleurs au creux de l'estomac, des coliques et un grand nombre d'autres malaises.

Tous les médicaments que j'avais employés, tels que *kamala, pelletiérine, fougère mâle et kousso,* n'avaient pu provoquer que l'expulsion d'une partie minime du ver, et aggravaient encore mon état maladif. Avec la Potion Favard, le ver est tombé *tout entier avec la tête, sans me faire éprouver la moindre souffrance.*

Il serait bien désirable que ce remède fût connu de tous.

Le Breuil-en-Auge, le 16 Mars 1886.

Vu pour la légalisation, etc.
Le Maire,
Signé : J. BOSQUET.

LOISNEL (Arsène).
Propriétaire,

N° 5290

Montcornet, le 21 Mai 1886.

Monsieur,

Je ne puis trop vous remercier du soulagement que m'a procuré votre Potion tæniafuge. Vous m'avez fait chasser de chez moi un hôte terrible que j'avais pour compagnon intime, peut-être depuis douze ou quinze ans, et qui m'avait fréquemment fait passer de bien vilains quarts d'heure.

Lorsque la fantaisie lui prenait de s'ébattre, d'allonger ou de raccourcir son chapelet, qui mesurait plus de dix-huit mètres, comme il me torturait à plaisir! Que de coliques, points de côté, éblouissements, faiblesses, mauvaises digestions, ne m'a-t-il point causés! Symptômes qui ont disparu depuis son évacuation, ce qui prouve assez le motif de ces divers malaises que je ne savais à quoi attribuer.

Monsieur, merci!... bien merci, pour votre précieuse découverte, et permettez-moi de vouer une reconnaissance toute affectueuse à ce bienfaiteur de l'humanité, à l'inventeur de la Potion Favard.

Signé : Joseph HAYEZ,
Conducteur de travaux de chemins de fer à Montcornet (Aisne).

(Légalisé)

N° 5349.

Je soussigné, Michel, maréchal à Chaourse (Aisne), certifie que mon fils, âgé de vingt ans, a été radicalement guéri du Ver solitaire par l'emploi de la Potion Favard.

Le ver, qui mesurait *de dix-huit à vingt mètres*, a été rendu sans coliques ni autres souffrances; *la tête, parfaitement constatée,* était marquée de quatre points noirs.

Je déclare en outre que la *Pelletiérine, le kousso, les globules de fougère mâle et la racine de grenadier*, avaient été employés sans autre succès que l'expulsion de quelques fragments.

Pendant plus de dix ans, mon fils n'a cessé de souffrir de cette cruelle maladie, qui nous a valu à tous bien des ennuis. Aussi remercions-nous de tout notre cœur M. Favard de son précieux remède en le priant, pour le bien de nos semblables, d'insérer ce certificat dans ses brochures.

Chaourse, le 3 Juin 1886.

Signé : MICHEL.

Vu pour la légalisation, etc.
Le maire, signé : Coulbeau.

N° 5425.

Sennevières, le 21 Juin 1886.

Monsieur Favard,

La guérison inespérée que j'ai obtenue de l'emploi de votre Potion, me fait une obligation de proclamer bien haut son efficacité. Il serait à désirer que toute personne qui souffre du tænia la connaisse, car alors ce redoutable parasite ne serait plus à craindre.

Je me suis conformée rigoureusement à vos instructions, et j'ai eu bien vite rendu un peloton de ver solitaire, dans lequel nous avons trouvé *trois longs tænias munis de leurs têtes.*

Je suis complètement remise de toutes mes souffrances, et je ne saurai jamais assez vous en remercier.

Mme Henri VANDERGUEHTEN,
a Sennevières, par Loches,
(Indre-et-Loire).

(Légalisé)

N° 5563.

Vailly-sur-Sauldre, le 1er Août 1886.

Monsieur Favard,

Je ne saurais trop vous remercier de votre Potion tæniafuge. Ma femme, qui souffrait depuis huit ans de maux de tête et d'estomac, sans pouvoir trouver de remède efficace, est revenue à la vie en prenant votre Potion, laquelle, ainsi que vous l'annoncez, lui a fait rendre le ver solitaire *avec la tête,* au bout d'une heure, sans la moindre indisposition.

C'est donc grâce à vous, cher Monsieur, que ma malade a retrouvé sa santé, sa gaîté, et par suite le bonheur d'autrefois ; aussi je vous exprime ici toute ma gratitude, en vous priant d'agréer l'assurance de mes bien sincères remercîments.

Signé : LAVIALLE,
Receveur des Contributions Indirectes,
(Légalisé) *à Vailly-sur-Sauldre (Cher).*

N° 5727

Je, soussigné, Méret Alexandre, cultivateur à Hévécourt-Escames (Oise), certifie que par la Potion Favard, ma femme a été guérie en moins de deux heures, d'un tænia mesurant *vingt-deux mètres*, sur lequel *la pelletiérine, les globules de fougère mâle et la racine de grenadier*, n'avaient pu donner qu'un résultat incomplet.

Mon pharmacien, M. Bouiller de Gournay, l'a examiné, et *a constaté en même temps que nous, la présence du cou et de la tête du ver.*

Si nous n'avions pas eu le bonheur d'entendre vanter la Potion Favard par des personnes déjà guéries par elles, ma femme, qui souffrait depuis plus de cinq ans, aurait fini par succomber.

C'est dans un but humanitaire que je prie M. Favard de publier mon attestation partout où il lui sera possible.

Hévécourt-Escames, le 28 Septembre 1886.

Signé : MÉRET Alexandre.

Vu pour la légalisation etc., le maire,
Signé : TRONCHE.

N° 5809.

Voulant rendre hommage à la vérité, je viens certifier avec empressement que j'ai employé la Potion Favard avec le plus grand succès.

Aussitôt que j'ai eu absorbé la deuxième dose, c'est-à-dire au bout d'une heure de traitement, le ver a été évacué en peloton *avec le cou et la tête.*

Je déclare encore que *tous les autres remèdes* avaient été employés inutilement, et que sans la Potion Favard je n'aurais jamais pu obtenir ma guérison.

Je ne puis témoigner assez de gratitude à mon libérateur, auquel j'adresse mille remercîments.

Signé : Jules LERAY,
à Val-Notre-Dame, par Argenteuil (Seine-et-Oise).

Le 17 Octobre 1886. (Légalisé)

N° 5832.

Aubazine, le 20 Octobre 1886.

Monsieur Favard,

Affecté du ver solitaire depuis six ans, j'avais été traité à cet effet plusieurs fois par mon docteur, sans pouvoir obtenir un résultat sérieux.

Je lus votre annonce dans le *Petit Journal*, je me procurai votre Potion, et je viens aujourd'hui vous en remercier bien sincèrement. Après une heure un quart de traitement, j'ai expulsé un tænia *ne mesurant pas moins de onze mètres, muni du cou et de la tête.*

Je ne vous serai jamais assez reconnaissant de votre excellent remède. Ce que je désire ardemment pour le bien de l'humanité, c'est qu'il soit promptement connu.

Que tous les malheureux qui souffrent du tænia s'adressent à vous sans hésitation ! votre Potion a le double avantage de guérir et de ne produire aucun dérangement ; j'ai déjeûné aussitôt après de bon appétit, et j'ai repris ensuite mes occupations comme si de rien n'était.

Grâce à vous, je suis heureusement délivré d'une maladie

qui, en continuant à me procurer des désordres nerveux, aurait fini par m'ôter la vie d'ici quelques années.

Daignez agréer, Monsieur Favard, mes plus sincères remercîments.

Signé : Pierre AUCONIE,
à Aubazine,
Par Saint-Hilaire-Peyroux-Aubazine (Corrèze).

(Légalisé).

N° 5892.

Le Hâvre, le 2 Novembre 1886.

Monsieur,

Recevez tous mes remercîments pour votre merveilleuse Potion ; je n'ai pas eu besoin de l'employer tout entière, pour expulser mon tænia *qui mesurait dix mètres ; le cou et la tête ont été facilement reconnus.*

Je puis vous dire, Monsieur, que bien qu'âgé de soixante-six ans, je n'ai pas été un seul instant fatigué de votre traitement tæniafuge.

Si l'efficacité et l'innocuité de votre remède le faisaient apprécier comme il mérite de l'être, il est bien certain que les médecins n'en ordonneraient plus d'autre.

Il y a déjà quelques jours que j'ai fait l'opération, et je me porte à merveille ; mille fois merci.

Signé : Edw. ANDRÉAC père,
5, rue de la Communauté,
Au Hâvre (Seine-Inférieure).

(Légalisé)

N° 6049.

Cravant, le 10 Janvier 1887.

Monsieur,

L'efficacité de votre Potion est au-dessus de tout éloge. Mon fils, affecté du tænia, et qui avait pris *à trois reprises différentes le kousso granulé,* sans succès, vient d'être complètement guéri par votre infaillible remède.

L'expulsion a eu lieu en bloc, et c'est avec une véritable frayeur que nous avons constaté *quatre cous et quatre têtes.*

Nous ne sommes plus étonnés des indispositions que mon fils subissait ; lorsqu'on possède un pareil nid de reptiles dans le corps, on peut bien s'en ressentir ; aussi vous pouvez juger de notre joie de l'en savoir débarrassé.

Veuillez agréer, Monsieur Favard, nos plus profonds et nos plus sincères remercîments.

Signé : A. VERRIN,
Employé au Chemin de fer
(Légalisé) *à Cravant (Yonne).*

N° 6109.

Saint-Brieuc, le 5 Février 1887.

Monsieur,

C'est avec le plus grand plaisir que je vous annonce que votre Potion tæniafuge m'a complètement débarrassé du ver solitaire qui me rongeait depuis plusieurs années. Le ver est parti dès la première selle, *avec le cou et la tête.* Je suis d'autant plus heureux, que tous les médicaments que je prenais depuis si longtemps ne me donnaient aucun résultat.

Par son efficacité certaine, la promptitude de ses effets et l'innocuité de son emploi, votre remède doit être placé bien au-dessus des autres ténifuges, sur lesquels il possède une supériorité incontestable.

Je ne saurais assez vous féliciter et vous remercier.

Veuillez agréer, Monsieur, l'assurance de ma profonde gratitude.

HENRY,
6, Côte Saint-Pierre,
(Légalisé) *à Saint-Brieuc (Côtes-du-Nord).*

P. S. — Envoyez-moi, je vous prie, deux flacons de votre Sirop toni-reconstituant.

N° 6155.

Je, soussignée, veuve Chéron, propriétaire à Frouville (Seine-et-Oise), certifie que je souffrais depuis de longues années du ver solitaire sans avoir pu m'en délivrer, lorsque je pus juger de l'efficacité de la Potion Favard sur Mme Soyez, habitant Frouville, laquelle venait de rendre *sept tænias complets.* Je pris alors moi-même ce remède, et une heure après, dès la première selle, j'expulsai un ver solitaire *mesurant douze mètres, et dont le cou et la tête furent facilement constatés.*

J'ai tenu à adresser ce certificat à M. Favard, comme hommage de ma reconnaissance.

Frouville, par Nesles-la-Vallée, le 14 février 1887.

Signé : Veuve CHÉRON.

Vu pour légalisation, le maire de Frouville,
BOUTROY.

N° 6167.

Avranches, 21 Mars 1887.

Monsieur Favard,

Combien n'est-il pas regrettable que des spécifiques comme le vôtre ne soient pas plus répandus ! que de maux physiques et moraux n'épargneraient-ils pas !

Durant sept ans, j'ai souffert de toutes les manières : étourdissements, coliques, maux d'estomac, lassitudes dans tous les membres, douleurs de côté et de reins si violentes que j'étais forcé de me promener la nuit, ne pouvant plus rester couché. En un mot, Monsieur, la vie n'était plus pour moi tolérable, et aucun des tæniafuges connus n'avait pu avoir raison de mon tyran.

Aussi est-ce du plus profond du cœur que je vous adresse ces quelques lignes pour vous remercier du bon effet de votre souveraine Potion. En une heure et demie j'ai été débarrassé de mon tænia qui, dès la première selle, est arrivé *avec le cou et la tête.*

Soyez persuadé, Monsieur, que vous aurez en moi un de vos plus fervents prosélytes, et que je proclamerai hautement l'infaillibilité de la Potion Favard.

Agréez l'assurance de ma respectueuse considération.

Signé : Alphonse FARDIN,
(Légalisé) *rue de Lille, à Avranches (Manche).*

N° 6375

Olettes, le 20 Avril 1887.

Monsieur,

Je suis heureuse de venir joindre mon attestation à celles de tous ceux que vous avez déjà guéris.

En moins de deux heures de traitement, mon redoutable ennemi est tombé d'un seul bloc *avec le cou et la tête*, comme vous l'indiquez.

Les maux qu'il m'a fait endurer m'ont tellement affaiblie, que je vous prie de m'envoyer de suite un flacon de votre Sirop toni-reconstituant.

Agréez, Monsieur, tous mes meilleurs remercîments.

Signé : Mme LESGOURGUES,
Maison de la Poste,
(Légalisé) *à Olettes (Pyrénées-Orientales).*

N° 6628

Les Bordes, le 12 juillet 1887.

Monsieur,

Mon pharmacien m'a procuré votre Potion tœniafuge et je ne puis résister au désir de vous en remercier.

Je l'ai prise en présence de mon médecin, M. le docteur Fougeu de Beaugency, *qui a fait lui-même la constatation du cou et de la tête*. Le ver est tombé en peloton; *il mesurait dix mètres*.

Il y avait cinq ans que j'étais tourmenté par le tœnia, et j'avais essayé maintes et maintes fois de m'en guérir par la *pelletiérine*, que l'on considère bien à tort, comme infaillible; je n'ai jamais pu obtenir d'elle d'autre résultat que d'ajouter encore à mes malaises des coliques atroces et des étourdissements.

Avec votre Potion, rien de semblable ne s'est produit; aussitôt après l'expulsion, j'ai déjeûné d'un appétit que je n'avais pas eu depuis longtemps.

Veuillez agréer, avec ma profonde gratitude, l'assurance de mes sentiments respectueux.

Signé : Clovis GRUGIÈRE,
à la Borde, commune de Cravant,
(Légalisé) Par Beaugency (Loiret).

N° 6701

Je soussigné déclare qu'atteint du ver solitaire depuis longtemps, sans avoir pu réussir à m'en débarrasser malgré *tous les traitements imaginables que j'avais suivis,* j'ai été guéri en moins de deux heures par la Potion Favard qui m'a fait expulser tout d'une fois le tænia *avec le cou et la tête.*

Ce médicament, d'une efficacité véritablement merveilleuse, n'a exigé ni lavement, ni purgation, ni aucun traitement préventif.

Depuis son emploi, les maux d'estomac qui ne cessaient de me martyriser n'ont plus reparu.

Je crois être utile à mes semblables en demandant l'insertion de ce certificat dans une prochaine édition de la brochure de Monsieur Favard.

Paris le 2 août 1887.

L. TALON.
Sous-agent des postes,
II, rue Pauquet. — Paris.

Vu pour légalisation,
Signé :
VICTOR BIDAULT,
adjoint du 16e arrondissement.

N° 6842

Je soussigné, Gouzeau Charles, demeurant à Saint-Satur (Cher), certifie que ma femme, âgée de vingt-huit ans, souffrait depuis près de sept ans du ver solitaire. Elle éprouvait constamment des battements de cœur, des maux d'estomac et des douleurs de reins qui la forçaient, la plupart du temps, à garder le lit. Son appétit avait entièrement disparu, et elle était devenue d'une maigreur et d'une faiblesse effrayantes. Les médicaments employés ne lui apportaient aucun soulagement; ils semblaient au contraire l'accabler encore plus.

La Potion Favard lui ayant été ordonnée, je me hâtai de la lui administrer, et aussitôt qu'elle en eut absorbé deux doses, c'est-à-dire en moins de deux heures de traitement, elle rendait dès la première selle, un gros peloton de tænia dans lequel le médecin constatait avec nous la présence de *quatre cous et de quatre têtes* très distincts.

Ma femme n'a ressenti de ce traitement aucun malaise, et,

joyeuse d'une pareille délivrance, elle a déjeûné une demi-heure après, d'un bon appétit.

Depuis ce jour, toutes ses indispositions ont disparu, et pour le bien de l'humanité, je délivre ce certificat à M. Favard en le priant de lui donner toute la publicité qu'il jugera convenable.

Saint-Satur, le 14 septembre 1887.

Charles GOUZEAU,

Vu pour légalisation, l'adjoint au maire,
Signé : Simon Boulay.

N° 7085

Fécamp, le 14 novembre 1887

Monsieur Favard,

Je viens joindre mon nom à la nombreuse phalange de ceux qui vous bénissent, et vous remercier chaleureusement de ma complète guérison.

Dès que j'ai eu pris une troisième dose de la bouteille, le tenace animal, qu'aucun autre remède n'avait pu vaincre, est enfin tombé *d'un seul peloton, avec le cou et la tête.*

Je l'ai nourri durant de si longues années, que mon estomac s'en trouve bien affaibli ; aussi vous prierai-je, cher Monsieur, de vouloir bien m'expédier un flacon de votre Sirop toni-reconstituant.

Votre bien reconnaissant serviteur,

Signé : E. LEVESQUE,
Tailleur. — 15, rue Queue de Renard,
(Légalisé) *à Fécamp (Seine-Inférieure).*

N° 7114

Je soussigné, A. Livois, marchand quincailler à Pontorson (Manche), certifie qu'atteint du ver solitaire et ayant fait usage depuis six mois *d'une foule de ténifuges*, sans autre résultat que de compliquer mes souffrances, j'ai été guéri en *moins de deux heures* par la Potion Favard.

Le ver est tombé en bloc *avec le cou et la tête,* à la première selle. Je certifie en outre que ce remède est d'un goût agréable, et que je l'ai pris sans répugnance ni difficulté, contrairement à tous ceux que j'avais employés précédemment sans succès.

Pontorson, le 20 Novembre 1887.

Signé : A. LIVOIS.

Vu pour légalisation, le maire,
Signé : BLANCHETIÈRE.

N° 7481

Angers, le 25 novembre 1887.

Monsieur Favard,

Je vous écris tout joyeux pour vous remercier de la guérison de ma petite fille de sept ans.

Nous étions depuis longtemps dans une inquiétude et un tourment continuels; l'enfant éprouvait des étouffements et nous nous apercevions également qu'elle devenait sourde.

Les meilleurs médecins d'Angers, auxquels nous l'avions fait voir, avaient prescrit bien des remèdes; malheureusement le résultat était toujours le même; des fragments étaient rendus, mais impossible d'obtenir la tête du ver qui, après chaque tentative, se reformait comme par enchantement.

Nous lui avons fait prendre votre Potion, par petites doses d'heure en heure, comme vous l'indiquez, et avant d'être arrivés à la fin de la bouteille, le tœnia était expulsé *avec le cou et la tête*.

Ma petite fille a pris votre souverain remède sans difficulté et sans aucune souffrance. Aujourd'hui elle se porte très bien; les symptômes de surdité ont disparu, et elle est d'une gaîté que nous ne lui avions jamais connue. Aussi, cher Monsieur, nous vous prions d'agréer les remercîments de toute la famille.

Votre bien dévoué serviteur,

Signé : Auguste APPERT,
Cour du Chêne vert, à la Challouër,
Angers (*Maine-et-Loire*).

(Légalisé)

N° 7552

Souvigny, le 15 Janvier 1888

Monsieur,

Je suis heureux de vous annoncer que j'ai obtenu de votre Potion *les résultats les plus satisfaisants.*

Mon malade, qui avait suivi différents traitements sans succès, a été débarrassé complètement de son tænia avec la plus grande facilité.

Inutile de vous dire que maintenant que j'en connais les effets, j'emploierai toujours de préférence votre remède chaque fois que j'en trouverai l'occasion.

Agréez, Monsieur, l'expression de ma considération la plus distinguée.

Signé : Docteur BOLLARD,
Médecin à Souvigny (Allier).

N° 7590

Saint-Nazaire, le 7 Février 1888.

Monsieur et honoré confrère,

J'ai livré votre Potion à mon client, qui s'en est fort bien trouvé.

Atteint du ver solitaire depuis plusieurs années, dans son séjour en Syrie, il n'avait pu réussir à l'expulser malgré les divers médicaments qu'il a pris. Les plus actifs n'ont jamais réussi chez lui qu'à faire tomber des anneaux plus ou moins nombreux; la tête résistait à tous les traitements.

Très heureux d'en avoir été *débarrassé complètement*, à l'aide de votre Potion tæniafuge, il me charge de vous en témoigner sa plus vive satisfaction.

Veuillez agréer, Monsieur et honoré confrère, l'assurance de ma bien parfaite considération.

Signé : F. CORBINEAU, pharmacien,
9, rue Villez-Martin, à St-Nazaire (*Loire-Inf.*)

N° 7660

Rosières, 12 Mars 1888.

Monsieur,

Je m'empresse de vous adresser tous nos remerciements pour l'heureux résultat produit par votre Potion tæniafuge. Ma femme est enfin débarrassée du terrible animal qui la faisait souffrir depuis cinq ou six ans, et contre lequel notre docteur avait vainement prescrit *la racine de grenadier, la fougère mâle, le kousso, etc.*

La malade a commencé votre traitement à sept heures du matin, et, en suivant exactement vos instructions, dès neuf heures elle avait rendu le ver solitaire *avec la tête constatée par le médecin lui-même.*

Vous devez penser, Monsieur, combien nous vous sommes reconnaissants pour cette bonne réussite. Je vous serai obligé de m'envoyer, par le retour du courrier, un flacon de votre sirop toni-reconstituant, afin de hâter, le plus vite possible, le rétablissement de ma femme, qui est bien affaiblie par les souffrances de toutes sortes qu'elle a éprouvées si longtemps.

Agréez, je vous prie, Monsieur, l'assurance de ma bien parfaite considération.

Signé : GAULTIER,
Caissier aux usines de Rosières.

Par Saint-Florent (Cher).

N° 7780

Pamiers, le 29 Mars 1888.

Monsieur Favard,

J'ai été on ne peut plus satisfait de l'emploi de votre Potion. En moins de deux heures, j'ai rendu un tænia entier, mesurant *vingt-sept mètres ; le cou et la tête* étaient très distincts ; je n'ai eu aucune peine à les découvrir.

Je suis très heureux d'être enfin délivré d'un pareil hôte, qui ne cessait de me tourmenter depuis cinq ou six ans, *et contre lequel tous les autres tæniafuges n'avaient eu aucun succès.*

Veuillez donc, Monsieur, agréer tous mes remercîments et me croire pour la vie votre très reconnaissant serviteur.

Signé : Paul RAMBAUD,
Marchand tapissier, 40, rue Sainte-Hélène,
à Pamiers (Ariège).

(Légalisé).

N° 7823

Je, soussigné, Hatton (Eugène-Marcellin), demeurant à Charmois-devant-Bruyères (Vosges), déclare, qu'affecté du ver solitaire, que j'avais gagné dans mon séjour au Tonkin, et qu'ayant fait usage de la Potion Favard, j'ai rendu *dès la première selle et tout d'une fois,* une pelote de tænia mesurant *trente mètres,* dans laquelle *trois cous et trois têtes* furent rencontrés. Ce traitement n'a duré en tout que deux heures *et ne m'a causé aucune souffrance.*

Je déclare en outre n'avoir été dérangé *en rien* de mes occupations, car le jour même j'entreprenais un long voyage, gai et heureux d'être enfin délivré de mes trois garnisaires et, en même temps, des étourdissements, des crampes d'estomac et des coliques qui venaient, à tour de rôle, tourmenter ma misérable existence, et me procuraient un amaigrissement et un dégoût de la vie qui ne pouvaient me conduire qu'à un dénouement fatal.

Je ne puis remercier assez M. Favard de m'avoir sauvé la vie.

Charmois-devant-Bruyères, 3 avril 1888.

Signé : HATTON Eugène,

Vu pour légalisation :

Le Maire, ETIENNE (J.-B.)

N° 7983

Cholet, le 24 Avril 1888.

Monsieur,

Je viens d'administrer à ma petite fille, âgée de cinq ans et demi, la Potion que vous m'avez expédiée il y a quelques jours et je tiens à vous témoigner toute ma gratitude.

Le remède a parfaitement produit son effet; le tænia a été expulsé *avec le cou et la tête* et l'enfant, qui prend habituellement les remèdes avec beaucoup de répugnance, a cependant absorbé votre Potion sans difficulté.

Nous ne pouvons assez vous remercier de ce bon résultat,

qui délivre notre petite fille d'un parasite si préjudiciable à la croissance et au développement des enfants.

Agréez, Monsieur, l'expression de notre plus vive reconnaissance.

Signé : M. DUCOLLET fils,
Horloger-Bijoutier, à Cholet (Maine-et-Loire).

(Légalisé).

N° 8111

Fraisans, le 14 Mai 1888.

Monsieur Favard,

Recevez, je vous prie, tous nos remercîments pour la bonne réussite de votre Potion sur notre petit garçon, âgé de six ans.

Il y a un an à peu près que nous nous sommes aperçus qu'il était affecté du ver solitaire et, pour l'en guérir, nous avions essayé vainement de tous les autres remèdes. Le vôtre seul a déterminé le départ du tænia *avec le cou et la tête.*

L'enfant a pris la Potion sans difficulté et c'est aussitôt après la deuxième dose que l'expulsion a eu lieu.

Veuillez agréer, Monsieur, l'expression de notre vive reconnaissance.

Signé : J. THOURIMBERG.
Coiffeur-Parfumeur, à Fraisans (Jura).

(Légalisé).

N° 8120

Boulogne-sur-Mer, le 15 Mai 1888.

Monsieur Favard,

Mercredi dernier, 9 courant, j'ai pris votre précieuse Potion en suivant vos instructions conformément à votre lettre d'expédition, et à dix heures du matin, je rendais un énorme paquet de tænia qui mesurait dix-huit mètres et dans lequel mon docteur est venu constater la présence *du cou et de la tête.*

Je suis heureux de vous annoncer ce superbe résultat, nouveau succès pour votre remède, et je puis affirmer qu'il peut être pris sans aucune crainte. A onze heures, je déjeunai d'un fort bon appétit, me trouvant tout à fait bien.

Depuis six mois que je possédais cet animal, *j'avais tout fait,*

J'ai pris du *kousso, de la racine de grenadier, un flacon de pelletiérine* etc., etc., rien n'a fait d'effet !!! Seule votre Potion a réussi et je vous en témoigne toute ma reconnaissance.

Agréez, cher Monsieur, avec mes remercîments, l'expression de mon profond respect et de mon dévouement.

HURET,
Receveur Municipal,
5, Rue des Prêtres,
à Boulogne-sur-Mer (Pas-de-Calais).

N° 8190

Saint-Andelain, par Pouilly-sur-Loire.

Monsieur Favard, pharmacien à Sancerre,

Je regarde comme un devoir de charité, envers les personnes qui seraient atteintes de la terrible maladie du tænia, de leur affirmer les heureux et prompts résultats de votre Potion tænia-fuge, sur Abel Guillot, mon paroissien.

J'ai vu ce jeune homme de quinze ans, arrivant de Cosne. Il se tenait à peine debout, tant il était amaigri et affaibli. La Sœur religieuse qui visite les malades de la paroisse, pensant que la cause de cet affaiblissement général pourrait bien être la présence du tænia dans les intestins du jeune homme, proposa à la famille de faire venir votre remède.

L'enfant prit la Potion. Et moins de deux heures après il avait rendu complètement le terrible animal qui probablement l'aurait bientôt tué.

Le désir d'être utile aux personnes qui seraient atteintes du même mal m'engage à vous donner cette attestation et à vous féliciter de votre heureuse découverte.

Agréez, Monsieur, mes respectueuses salutations.

F. MARAIS,
Curé de Saint-Andelain,
Par Pouilly-sur-Loire (Nièvre).

N° 9609

Toulon, 25 janvier 1889.

Monsieur,

Cinquante-cinq minutes après avoir pris six cuillerées à soupe de votre Potion, j'ai rendu en bloc mon tænia pour lequel je m'étais traité durant de longues années sans effet. Il était tellement pelotonné que j'ai eu assez de peine à rencontrer la tête. Grâce à votre Potion, me voilà tout à fait débarrassé.

Recevez tous mes remerciements et l'assurance de mes meilleurs sentiments de confraternité.

Signé : Dr de LESPINOIS,
Médecin de la marine,
à Toulon (Var).

N° 10109

Dong-Hoï, 5 juin 1889.

Monsieur,

Veuillez m'excuser de ne vous avoir pas remercié plus tôt de la façon radicale dont j'ai été guéri par votre Potion tæniafuge.

A l'époque où j'ai reçu votre excellent remède, je suivais encore un traitement ordonné par le docteur de mon régiment. Ce traitement ayant été absolument négatif, j'ai pris alors votre Potion et je viens vous en témoigner toute ma reconnaissance, car en quelques heures elle m'a débarrassé de mes souffrances et de mes ennuis.

C'est un devoir pour moi de vous témoigner toute ma reconnaissance et de publier l'efficacité souveraine de votre bienfaisant remède.

Votre bien reconnaissant,

Signé : HUON,
Sous-officier à la 1re compagnie du 2e bataillon des chasseurs annamites, à Dong-Hoï (Tonkin).

N° 10530

Bordeaux, le 30 septembre 1889.

Monsieur,

Je vous prie de vouloir bien m'excuser si j'ai mis un peu de retard pour vous remercier de la Potion tæniafuge qui porte votre nom et dont l'efficacité est infaillible. Mon fils était absent et j'ai dû attendre son retour pour le traiter.

Il a rendu en bloc son ver solitaire qui avait résisté jusqu'alors à tous les remèdes possibles; il mesurait cinq mètres; la tête, attenant au corps, était très visible à l'œil nu, mais au microscope j'ai pu la faire voir dans tous ses détails.

Je vous en remercie donc en son nom et au mien. Dans sa joie, avant de rejoindre son corps, le 101e, qui se trouve à Paris, il m'a demandé une de vos brochures pour la faire lire à des amis et leur rendre service à l'occasion.

Agréez, avec tous mes remerciements, l'assurance de mes sentiments les plus distingués.

Dr E. ESCHAUZIER,
Chevalier de la Légion d'honneur,
177, rue Mouneyra, à Bordeaux.

N° 10910

Lonzac, le 29 décembre 1889.

Monsieur,

Je viens témoigner de l'efficacité merveilleuse de votre Potion. Le malade a expulsé son tænia une heure et demie après la première dose, sans avoir ressenti aucune fatigue. Nous l'avons examiné au microscope, et nous nous sommes assurés que la tête y était; c'est un animal horrible par son aspect et les ravages qu'il produit. Depuis longtemps des étouffements, des vertiges et un malaise général faisaient craindre une maladie organique, quand tout cela n'était dû qu'à sa seule présence, puisque tous les maux sont partis avec lui.

La famille Isaac Dupuy, propriétaire à Vignanne, près Lonzac (Corrèze), bénit votre nom chaque jour. Je joins mes remerciements aux siens, vous priant d'agréer, cher Monsieur, l'expression de mes respectueux sentiments.

Signé : Mme PROFIT,
Sage-femme à Lonzac (Corrèze).

N° 11250

Mons, le 12 janvier 1890.

Monsieur,

J'ai pris votre Potion mercredi dernier, vers huit heures du matin et à dix heures, le ver solitaire, qui résistait à tout et qui me tracassait depuis si longtemps, était parti. Je viens vous dire que vous pouvez user de ma lettre pour tous les renseignements que je pourrai donner à mes compatriotes.

Votre reconnaissant,

Signé : Aug. HUART,
Agent général de la Compagnie d'assurances
La Nationale, *à Mons* (*Belgique*).

N° 11403

Reims, le 7 mars 1890.

Monsieur,

Je crois de mon devoir de venir sincèrement vous remercier de ma guérison : Le ver solitaire est tombé *complet.*

J'avais tant employé de remèdes que je ne pouvais croire qu'il en existât un si sûr et si prompt.

Aussi est-ce avec une bien vive reconnaisance que je vous fais connaître le résultat obtenu par votre Potion.

Votre bien reconnaissant,

Signé : ZUBER,
Gendarme à cheval,
à Reims (*Marne*).

N° 12307

Rodez, le 9 juillet 1890.

Monsieur,

Le remède que vous m'avez expédié a donné les meilleurs résultats : trois tænias *complets*, enchevêtrés les uns dans les autres, ont été expulsés une heure après l'absorption de votre merveilleuse Potion. Tous les autres traitements n'avaient pu provoquer que le départ de quelques fragments.

Agréez, Monsieur, tous nos remerciements bien sincères.

Signé : BERTHOMIEUX,
Chef de service du Génie,
à Rodez (Aveyron).

N° 13220

Saint-Quentin, le 17 novembre 1890.

Mon cher Monsieur,

C'est avec une bien vive joie que je vous écris pour vous dire combien je suis heureux d'avoir pris votre Potion tænia-fuge, qui m'a débarrassé du terrible ver solitaire que j'avais contracté au Tonkin. Tous les moyens avaient été employés pour sa destruction : Pelletiérine, écorce de grenadier, kousso, globules de fougère mâle, etc., tous avaient été impuissants.

Donnez, cher Monsieur, la plus grande publicité à ma lettre et agréez toute la reconnaissance de votre bien devoué.

Signé : IDÉE, négociant,
107, rue Saint-Thomas,
(Légalisé). *à Saint-Quentin (Aisne).*

N° 13504

Châlons-sur-Marne, le 25 janvier 1891.

Monsieur,

Vous pouvez m'inscrire sur la liste des personnes, en grand nombre, que la Potion Favard a délivrées du ver solitaire.

Le traitement, bien suivi selon vos indications, était terminé à dix heures, et quelques instants après un tænia *complet* mesurant huit mètres, était expulsé.

Aujourd'hui, tous les malaises que j'éprouvais ont disparu, et je viens vous prier d'agréer, Monsieur, avec le témoignage de ma bien sincère reconnaissance, la nouvelle assurance de ma considération la plus distinguée.

A. KŒNIG,
Officier d'administration principal du Service de l'Intendance milittaire, à Châlons-sur-Marne (Marne).

N° 14008

Bougie, 21 juin 1891.

Monsieur,

Je me fais un devoir de vous dire que j'ai employé votre Potion avec un complet succès. Je ne manquerai pas d'indiquer ce remède précieux à ceux de mes amis qui pourraient être atteints du tænia, et qui auraient, comme moi, usé sans résultat de tous les remèdes connus.

Agréez, Monsieur, l'expression de mes sentiments bien reconnaissants.

Signé : E. LANON,

Avoué, licencié en droit, à Bougie (Algérie).

N° 15021

Estrée-Blanche, le 29 septembre 1891.

Monsieur,

Je m'empresse de vous informer que votre Potion a parfaitement réussi.

Dès la troisième dose, le tænia a été évacué en peloton ; il y en avait au moins trente mètres ; le cou et la tête y ont été trouvés très facilement, car le ver vivait encore et cherchait à s'accrocher partout. Il y avait six ans que je possédais ce terrible animal, cruel souvenir d'un séjour trop prolongé au Tonkin, et malgré tous les efforts des médecins, je n'avais pu réussir à m'en débarrasser.

Monsieur, merci mille fois ; soyez persuadé que je donnerai à votre remède toute la publicité qu'il me sera possible.

Signé : DASSONNEVILLE,

Employé des Contributions directes, à Estrée-Blanche (Pas-de-Calais).

(Légalisé).

N° 15650

Agen, le 28 décembre 1891.

Monsieur,

J'ai reçu votre Potion tæniafuge en parfait état et je l'ai prise ce matin en suivant vos prescriptions à la lettre. A onze heures, aussitôt après la troisième dose, le tænia était expulsé sans douleur. J'ai parfaitement pu constater la tête à l'œil nu et à la loupe qui sert à mes études entomologiques; la largeur du ver est extraordinaire.

J'avais constaté que j'étais atteint du tænia depuis 1878, et je ne vous dirai pas tous les remèdes que j'avais employés; la description en serait trop longue; les résultats avaient toujours été négatifs, et j'en étais arrivé à ne plus vouloir tenter aucun essai, lorsque j'ai vu votre annonce dans un journal de Paris.

Votre remède est souverain et mérite les plus grandes récompenses.

Veuillez agréer, Monsieur, l'expression de mes sentiments bien distingués.

Signé : E. de SAINT-LURY.
24, rue Voltaire, à Agen (Lot-et-Garonne).

(Légalisé).

N° 15740

Le Lude, 17 janvier 1892.

Monsieur et cher Confrère,

Ma cliente a pris votre Potion hier matin et je suis heureux de vous annoncer que le ver, qui paraissait inattaquable, a été expulsé avec le cou et la tête.

Agréez, Monsieur et cher Confrère, avec toutes mes félicitations, mes salutations bien cordiales.

Signé : J. MENTION,
Pharmacien,
à Lude (Sarthe).

N° 16425

Montmarault, le 27 mai 1892.

Monsieur,

Je viens avec plaisir vous annoncer que l'enfant de M. Renard, propriétaire à Lascoux, pour lequel je m'étais chargé de vous demander une Potion, vient d'être guéri complétement de son tænia.

Il serait bien désirable qu'un remède aussi précieux fût connu du monde entier. Vous pouvez, Monsieur, si vous le jugez à propos, et dans l'intérêt des personnes affligées d'un aussi incommode et dangereux parasite, vous servir de la présente attestation en faveur de votre efficace Potion.

Agréez, Monsieur, avec mes remerciements et ceux de la famille Renard, l'assurance de mes sentiments les plus distingués.

Signé : L. DELINARD,
Inspecteur honoraire de l'Enseignement primaire, propriétaire à Montmarault (Allier).

(Légalisé).

N° 17702

Auch, le 29 novembre 1892.

Monsieur,

Je m'empresse de vous informer que votre Potion a parfaitement réussi. Aussitôt après son emploi, et sans aucun dérangement, l'évacuation a eu lieu. J'ai constaté la présence de trois tænias, dont les trois têtes étaient parfaitement distinctes.

Je vous adresse toutes mes félicitations pour l'efficacité prompte et sûre de votre remède, qui est apppelé à rendre les plus grands services.

Je vous prie de vouloir bien agréer, Monsieur, l'assurance de ma parfaite considération.

Signé : C. SAJOUS,
Marchand tailleur, à **Auch** *(Gers).*

(Légalisé).

N° 18204

Reims, le 1er février 1893.

Monsieur,

C'est avec le plus grand plaisir que je vous annonce que votre Potion tæniafuge m'a complétement réussi ; le ver solitaire qui me rongeait depuis plus de neuf ans, a été forcé d'abandonner la place. J'en suis d'autant plus heureux que j'avais déjà pris sept fois différents remèdes, sans qu'il m'ait été possible d'avoir le cou et la tête du maudit animal.

J'ai pris votre Potion sans éprouver le moindre malaise et, en moins de deux heures de traitement, mon tænia tombait en entier.

Monsieur, je vous remercie mille fois et vous prie d'agréer l'expression de mes respectueux sentiments.

Signé : Alph. SOURIS,
Peintre-décorateur, 12, rue de l'Avant-Garde,
(Légalisé). *à Reims (Marne).*

N° 18204

Paris, le 29 avril 1893.

Monsieur,

Votre Potion tæniafuge est absolument infaillible, car ma femme, que nous traitions depuis deux ans sans qu'il nous fût possible d'avoir la tête du ver, vient enfin d'en avoir raison avec votre excellent remède.

Qu'il est donc regrettable que nous n'ayons pas connu plus tôt votre adresse ! Aussi sommes-nous bien reconnaissants à M. Millet, boulanger à Orléans, de nous avoir fait parvenir une de vos brochures. Je vous assure, Monsieur, que je vais la faire voyager dans Paris, car je tiens à publier votre nom. Depuis hier, ma femme n'est plus la même ; les maux d'estomac et les douleurs de reins qui en faisaient une martyre, ont complétement disparu.

Je fais légaliser ma signature par le commissaire de police du quartier de l'Odéon, et vous prie d'insérer ma lettre dans votre brochure.

Votre mille fois reconnaissant,

Signé : BAILLY,
(Légalisé). *14, rue Servandoni, à Paris.*

N° 19020

Desvres, le 29 septembre 1893.

Monsieur et honoré Confrère,

Votre Potion a encore cette fois produit un bon résultat; mon client a été promptement débarrassé de son tænia, qui est parti avec le cou et la tête; il en est très heureux.

Recevez, je vous prie, mes bien cordiales salutations.

Signé : E. TRIPIER,
Pharmacien à Desvres (Pas-de-Calais).

N° 21502

Donchery, le 7 avril 1894.

Je m'empresse de vous adresser ici l'attestation de ma bien vive reconnaissance pour que vous l'ajoutiez à toutes celles des malheureux que vous avez déjà guéris.

On ne pourrait croire qu'il existe un remède aussi sûr, aussi rapide et aussi facile, et que l'on soit encore à employer la pelletiérine, le kousso, la fougère mâle et tant d'autres, qui tout en ne produisant qu'un effet secondaire, aggravent encore l'état des malheureux souffrants.

Mon docteur, M. Jeanjeot, s'est rendu compte de l'efficacité de votre infaillible Potion; il en a été émerveillé en constatant qu'après seulement cinq quarts d'heure de traitement, l'ennemi dont nous n'avions pu nous rendre maîtres, tombait avec le cou et la tête.

Aussi sera-ce un devoir pour moi, cher Monsieur, de renseigner et de vous adresser ceux qui, comme moi, seraient atteints du ver solitaire.

Votre bien reconnaissant.

Signé : CLAUDEL,
Receveur des Contributions indirectes
à Donchery (Ardennes).

(Légalisé).

N° 22109

Villemur, le 24 juillet 1894.

Monsieur Favard,

Je me hâte de vous adresser mes remercîments pour la Potion tæniafuge que vous m'avez envoyée sur la demande de M. Roques, mon pharmacien.

Le ver a été expulsé avec le cou et la tête, sans la plus petite souffrance. Je suis tellement joyeux de ma guérison, que je n'ai pu résister au désir de vous remercier directement, bien que ce soit mon pharmacien qui m'ait procuré votre estimé remède.

Agréez, Monsieur, toute l'expression de ma reconnaissance.

Signé : J. BETIRAC,
Administrateur des vignobles du château de Saint-Maurice-Villemur (Haute-Garonne).

(Légalisé).

N° 22405

Le Noyer, le 25 août 1894.

Monsieur Favard,

J'aurais voulu pouvoir aller moi-même, vous exprimer toute la satisfaction que j'ai eue de la guérison de mon malade.

Votre Potion tæniafuge a produit le meilleur effet. Le ver, mesurant sept mètres, est tombé avec le cou et la tête, sans qu'il y eût trace de la moindre indisposition, et tout va maintenant aussi bien que possible.

Je vous remercie très sincèrement, Monsieur, du service immense que vous nous avez rendu et agréez, je vous prie, l'expression de nos sentiments bien reconnaissants.

E. VATTAN,
Curé du Noyer (Cher).

275

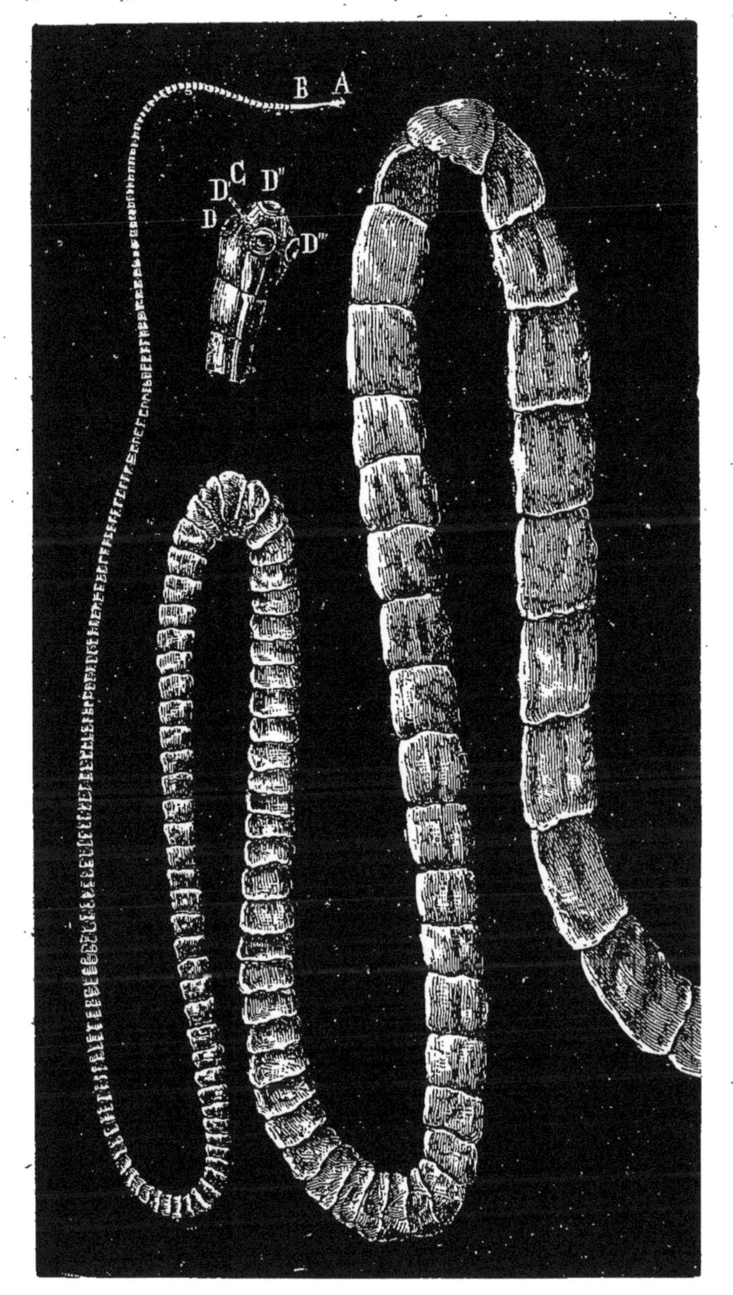
B
A
D'
C
D''
D
D'''

www.ingramcontent.com/pod-product-compliance
Ingram Content Group UK Ltd.
Pitfield, Milton Keynes, MK11 3LW, UK
UKHW012250240726
13966UKWH00004B/1365

9 782012 883857